AF463302

REMÈDES

POUR

NOS GRANDS MAUX.

Lecteur, pour juger il faut connaître. Au lieu de te cramponner à des mots, examine à fond les idées.

POITIERS,

CHEZ CLER, LIBRAIRE.

Avril 1848.

MATIÈRES TRAITÉES.

Propagande pour substituer aux *entraves gouvernementales* la libre harmonie des volontés et des actions. — Peinture de nos mœurs sociales. — Causes et remèdes aux crises industrielle et financière, ces ulcères rongeurs des fortunes, de celles même les plus honorablement acquises. — Le *communalisme* ou la nécessité de séparer dans la nation l'intérêt public d'avec l'intérêt général; de même que, dans la cité, l'intérêt privé est séparé de l'intérêt public. — *La loi écrite* est nulle si elle n'est pas l'expression du sens commun, et par conséquent *intelligible* pour tous. — La constitution française doit être consentie par un vote spécial de tous les électeurs, *parce que tous ont seuls intérêt à ne pas tromper la France*. — Réforme à faire à nos trois Codes. — Base et mode de perception de l'impôt. — Organisation du travail : la rente du travail, comme l'intérêt de l'argent, doit avoir un maximum et être cotée à la bourse. — Sans cesser d'être Dieu ou sans anéantir l'homme, l'Être suprême ne peut restreindre la liberté qu'il nous a donnée. En créant les hommes frères et associés, il n'a donc pas eu pour but de *restreindre la liberté de chacun au profit de tous*. Non ! pas plus que l'économiste, en unissant des forces de même nature et dirigées dans le même sens, n'a l'absurde prétention de restreindre l'intensité de chacune au profit de toutes. Ce que ne peut contre la liberté humaine un Dieu juste, LE POLITIQUE, *despote infâme*, l'entreprend et le réalise plus ou moins, parce que les hommes sont lâches ou énergiques, *amis ou ennemis*, selon qu'ils sont ou ne sont pas *abrutis ou corrompus*. — Ce qu'on doit entendre par *liberté*, page 41. — Le droit de premier occupant ne donne pas la propriété de la chose possédée, mais le droit d'être, préférablement à tout autre, *fermier de l'État*. — Celui auquel on offre un terrain vague à cultiver ne doit pas dire je n'en veux pas; je préfère cultiver le champ de mon voisin, et je saurai bien le contraindre à me l'abandonner. Il peut seulement réclamer que la société lui fasse *une avance*, etc. — Conséquences où peut mener cette erreur : la terre appartient à celui qui la possède, et il peut en user et en abuser, page 63. — La réponse d'un riche, partisan du communalisme.

DIAGNOSTIC

ET

TRAITEMENT CURATIF

DE DEUX MALADIES INTERNES DU CORPS SOCIAL :

La crise industrielle et la crise financière ;

Suivis

D'UN APERÇU SUR LE COMMUNALISME,

DOCTRINE SOCIALE MODERNE.

Les magasins sont pleins.	*On cache l'argent...*
— **Prohibition.** —	— **Rétablir la confiance.** —
— **Fermeture d'usines.** —	— **Art. 379 et 383 C. p.** —

La matière appartient à la nation, par indivis avec la commune ; la richesse aux travailleurs, à leurs héritiers, à leurs cessionnaires.

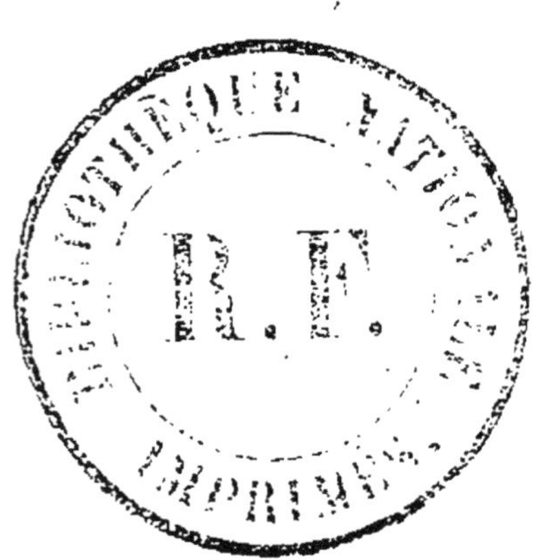

POITIERS,

IMPRIMERIE DE COIGNARD ET BERNARD.

Avril 1848.

PAUVRE FRANCE.

Paris est la tête de la France et le chef-lieu du gouvernement provisoire, car nous sommes au provisoire. Provisoirement le riche a peur, provisoirement il cache son argent, provisoirement le travailleur est sans ouvrage, provisoirement affluent à Paris des hommes qui demandent du travail ou du pain ; tout le sang français reflue provisoirement vers la tête, et j'ai bien peur que Paris ne soit bientôt frappé d'une violente attaque d'apoplexie foudroyante. J'invite donc tous les patriotes à sinapiser et à réchauffer les communes rurales, ces extrémités toujours glacées du grand corps social : qu'ils y fassent renaître une salutaire chaleur ; qu'ils y développent un peu d'énergie. Le mot *gouvernement* veut dire imposition de volontés, il est temps de l'effacer du dictionnaire national et de lui substituer cet autre : *harmonie de volontés*, car il nous faut des chefs, élus sans fiction, et non des rois qui s'imposent à nous par des fictions. Oui ! une République n'est pas un gouvernement : c'est la libre harmonie des volontés ; la loi qui y préside ; c'est la raison émise par tous et admise par tous, par cela seul qu'elle est la raison. Les gouvernants ont toujours été des Phaétons malheureux auxquels la nation trop facile avait laissé prendre soin de conduire le char du soleil : ils ont tous et toujours incendié les villes et gelé les campagnes. Ils ont pris à tâche de guider le génie de la liberté après lui avoir bandé les yeux.

UN MOT DE POLITIQUE.

Il faut l'avouer : il y a en France des hommes *sensément* possédés d'une furieuse manie de gouverner leurs frères, puisqu'on trouve encore aujourd'hui des altesses républicaines, des préfets pensionnaires du futur budget, voire même des maires de la République. Et, qu'en outre, s'offre toujours un bon peuple qui souffre tout cela, composé qu'il est de gens dès-longtemps façonnés à la soumission, et dont par habitude les reins cherchent les verges.

Un peu de réflexion montre qu'il ne saurait en être autrement, car les hommes d'aujourd'hui sont les hommes de *hier*; chassez le roi par la porte, les rois rentreront par les fenêtres.

Notre révolution me rappelle la boutique de notre apothicaire Gros-Jean, dont on vient d'ôter l'enseigne pour y substituer celle-ci : LES COUSINS DE JEAN-GROS, pharmaciens.

Ne plaignez pas les pratiques, elles n'en iront que mieux.

DIAGNOSTIC

ET

TRAITEMENT CURATIF

DE DEUX MALADIES INTERNES DU CORPS SOCIAL.

CRISE INDUSTRIELLE.

Citoyens, j'éprouve le besoin de vous dire le fond de ma pensée sur les crises industrielle et financière qui désolent la France.

Depuis le 24 février, des hommes qui, je le vois avec peine, ont beaucoup plus d'esprit que de bon sens, se sont beaucoup occupé de l'organisation du travail ; ils se sont surtout très-malencontreusement préoccupés de faire ouvrir les ateliers aux corporations de filateurs et manufacturiers quelconques, ne faisant pas attention à l'encombrement de nos magasins.

Voyez comme tout s'enchaîne même dans dans le mal ! cette accumulation de produits, qui devrait être une richesse, pourquoi est-elle une cause de malaise? D'où vient cet encombrement ? Quelle en est la véritable cause ? Qui à produit ? Qui a fait fabriquer ? Pourquoi l'ouvrier a-t-il tant produit ? Pourquoi l'industriel a-t-il tant fait fabriquer ? Quel avantage y a trouvé le premier? Quel avantage le second? Et qui est la dupe de tout cela?

Le travailleur a beaucoup trop produit, parce que, sous le coup d'un monopole, son travail était beaucoup trop peu rétribué; l'industriel a beaucoup trop fait fabriquer, parce que, voulant s'enrichir, il trouva pour dupes en province d'imbéciles jeunes gens dont les parents avaient amassé une honnête aisance, soit dans des métiers utiles, d'un emploi journalier; soit par la culture des terres. Ces fils d'ouvriers de ville ou de campagnards enrichis, tourmentés par un sot orgueil, par le désir de ce qu'ils appellent s'élever, ont fait construire à grands frais des magasins, fait des étalages monstres, un grand déploiement d'enseignes; ils ont enlevé, ils se sont disputé les produits de l'industrie qui, bientôt et pendant un temps, lequel devait avoir une fin, s'est trouvée ne pas encore fabriquer assez : Par suite, la France s'est couverte d'usines dont la concurrence a ruiné leurs propriétaires.

L'ouvrier est resté malheureux et des populations sont devenues misérables, souffreteuses et rachitiques au point de ne plus répondre à l'appel du contingent militaire.

Le fabricant, le marchand en gros sont devenus riches, et ils ont voulu devenir nobles. C'était une bonne idée : mais ce n'est pas nobles, ce qui leur eût été bien difficile, c'est aristocrates qu'ils sont devenus.

Les véritables nobles qui malgré leurs préjugés ont été longtemps et sont encore, quoique peu nombreux, (*rari nantant in gurgite vasto*), de bons modèles et les vrais types de l'esprit chevaleresque de nos pères; les nobles longtemps n'ont pas voulu dans leurs salons de tels parvenus.

Il y avait quelque chose de digne et un sentiment bien élevé dans cette répugnance chez les nobles, même peu fortunés, à entrer dans l'industrie : c'est qu'ils avaient vu longtemps le commerce entre les mains des juifs et des traitants ; c'est que l'industriel, le commerçant sont d'ordinaire égoïstes, bas, rampants, faux et ont mille autres qualités avec lesquelles ne sympathisait nullement la noblesse du cœur. Elle qui professe par-dessus tout le désintéressement, uni aux formes exquises de la politesse et de l'aménité du langage. Les nobles sont de fait par leur éducation sociale, au-dessus des autres classes de la société. On leur reproche de faire trop sentir cette supériorité ; mais souvent, qu'on en convienne, c'est le contraste qui la dénonce ; c'est plutôt un aveu humiliant de la part de celui qui, inférieur par l'éducation, par les manières, quoiqu'ayant les mêmes sentiments, mais ne les ayant pas pratiqués, rougit, balbutie, est embarrassé en leur présence, et parmi ses égaux cache son dépit sous une critique mal fondée.

Mais je me hâte de le répéter, ces véritables nobles sont en petit nombre : L'éducation de famille chez eux a subi bien des transformations, ils ont perdu leur originalité.

Le bourgeois aristocrate voulant marcher de pair avec le noble, pour participer aux hommages des admirateurs, qui s'attachent à sa personne, quand elle le mérite, s'est imaginé, lui, grossier personnage, ourson mal léché, d'ouvrir des salons, de faire du luxe; *car c'est lui qui a introduit ce fléau dans nos sociétés modernes.* Il se consola d'avoir des flatteurs, ne pouvant posséder des admirateurs. Bref, par suite des faiblesses humaines, la race des nobles et celle des parvenus se sont mélangées et sont actuellement très-difficiles à distinguer; à tel point que l'aristocratie de la fortune a remplacé l'aristocratie de la naissance : Nous n'avons pas, il faut l'avouer, gagné à l'échange.

Je reviens à mes niais de boutiquiers, famille de *geais*, sortis en partie des bois, et qui aspirent à se mêler avec les *paons*, pour se parer de leurs plumes tombées. Véritables geais orgueilleux que le peuple traite comme ils le méritent, quand, chassés par les paons, ils se retirent chez leurs pareils : *Ce bon peuple a du bon sens pour tous.*

Les maniaques de la boutique ont été la dupe de *l'orgueil qui, s'appuyant sur l'ignorance pour trône, est le seul tyran de l'humanité.* De plus, exploités par les industriels, ils ont, comme *Jean le sot*, échangé la vache pour le mètre et les balances, et je crains fort qu'ils ne vendent le mètre et les balances pour la besace.

L'ouvrier est resté pauvre ; l'industriel est devenu bourgeois-aristocrate. Après avoir exploité le peuple, il s'est fait bafouer par la noblesse. Si aujourd'hui la caricature le poursuit, certes il l'a bien mérité.

Ce qu'il fallait faire, et ce qui reste encore à faire aujourd'hui : c'est de mettre tout dans sa véritable place. Que *l'oison* rentre dans ses champs ; que les filatures restent en repos ; l'ouvrier qui ne peut travailler à la terre ou porter les armes, qu'on l'envoie en convalescence dans nos hôpitaux, certes ce n'est pas sans besoin.

Oui ! *mettons bon nombre de nos usines en panne* ; laissons seulement leurs gardiens faire de temps à autre marcher à vide les machines hydrauliques, qui se détérioreraient; employons les bras autrement : la défense de la patrie, les défrichements, les chemins de fer les réclament. Nous avons de certaines marchandises au moins pour trois ans, consommons-les, et gardons-nous, de quelques temps, d'appliquer aux travailleurs, comme remède, ce qui aujourd'hui serait un mal. Quel salaire pourriez-vous donner pour la fabrication d'un produit sans valeur, puisqu'on en a de trop?

Que deviendraient les boutiquiers si on continuait à fabriquer indistinctement toutes espèces d'articles? Ils ont été leur dupe, il est vrai; mais nous aurions aussi à taxer le gouvernement d'incurie : c'est cette incurie et une *déplorable centralisation* qui ont amené nos souffranees actuelles et la chute du gouvernement constitutionnel, de triste mémoire. Evitons que le négociant en gros, le marchand de nouveautés, le petit détaillant, n'abandonnent leurs magasins pour prendre la besace et le bâton. *Que chaque ville fasse à ses négociants gênés une avance sur marchandises, et surtout qu'elle s'oppose à l'introduction dans ses murs de produits dont elle serait amplement pourvue.*

Ce bon boutiquier, laissons-lui vendre sa marchandise, réparer sa sottise. Il a été pincé une fois, espérons qu'on ne l'y pincera plus.

Jeunesse, profitez de l'exemple et ne vous dites plus, sans consulter LES LUNETTES : puisque dans le commerce, l'épicier Gros-Jean, mon voisin, fait ses affaires, moi j'y gagnerai bien quelque chose aussi. Car il arriverait, ce qui arrive aujourd'hui, que vous et Gros-Jean vous y perdriez également. Sots parents, ne vous privez plus du nécessaire pour faire de votre fils un parasite universitaire, un homme de grimoire ou un homme de loi, par cela seul que celui de votre voisin est quelque peu clerc. Les jeunes campagnards comprendront qu'à la ville tout ce qui brille n'est pas or. Nuées de commis, qui la plupart avez pour l'habit quitté la blouse, vous savez lire : eh bien ! profitez-en pour méditer la fable du bon

La Fontaine, intitulée : *Le chien qui lâche sa proie pour l'ombre.*

Hommes des champs, n'enviez donc plus le sort des habitants des villes : Heureux les campagnards, s'il connaissaient leur bonheur. L'orgueil, seul tyran de l'humanité, qui trône et se pavanne sur notre ignorance, a détruit le bonheur de plus d'un d'entre vous.

Jeunes gens, hé pourquoi! quittez-vous nos vertes campagnes, nos riches moissons pour l'aspect monotone et la vie égoïste de nos villes. Que courez-vous chercher? *Le bonheur?* Vous le laissez derrière vous. *De la fortune?* Mais à la campagne, avec du travail, vos besoins sont satisfaits. *Des honneurs?* Oh! oui, des honneurs, ces séduisants fantômes que crée notre vanité, et qui, prenant pour piédestal le sol de nos préjugés, se dressent à nos yeux et nous fascinent. Vous dites : nous allons nous élever, devenir quelque chose ; dites-donc : vous dégrader, de purs devenir corrompus. *Triste spectacle.* Permettez que je vous en fasse un tableau, en vous montrant la malheureuse conséquence qui résulte pour nous tous de votre désertion des campagnes.

Vous quittez votre village et vous vous acheminez vers la ville voisine. Au bout de 3 mois, vous soupirez vers le chef-lieu du département ; lorsque vous y êtes, vous avez hâte de voguer vers Paris. Vous n'irez pas bien loin ; Paris, ce gouffre des misères et des turpitudes humaines, vous engloutira bientôt. Pauvres papillons volages, la lumière d'une bougie vous attire et vous courez y brûler vos ailes.

Infortunés parents, c'est vous qui êtes la première cause du malheur de vos fils et de vos filles et du dédain qu'ils ont pour vous. En revient-il un grand nombre pour soigner vos vieux jours? Non ! bien plus, mères infortunées, vos filles que vous idolâtrez, au bout de 4 ou 5 ans d'absence, méconnaissent leurs mères ; mieux vêtues que vous, devenues damoiselles ; elles vous détestent souverainement, et dans les rues vous maintiennent à une distance respectueuse de leurs personnes. Plus tard vous reconnaissez enfin votre faute, le remords vous ronge, mais, il n'est plus temps: Il y avait dans vos fils et vos filles des cœurs aimants, vous en avez fait des orgueilleux et par conséquent des ingrats.

Femme, sous l'inspiration du malin esprit, ne tentez plus votre mari ; ne lui présentez plus à manger le fruit de l'orgueil ; ne lui dites plus à son retour du travail, dans vos doux épanchements : ami, notre plus jeune fils a de l'esprit; *il est gentil comme un ange d'amour*, il a de la mémoire, il apprend tout ce qu'on veut; nous connaissons à la ville un mossieu qui le poussera ; faisons-en quelque chose, çà nous fera honneur. Le fils du voisin Claude est clerc d'avoué, le fils du voisin Mathieu est gros marchand à la ville : si nous placions notre aîné en apprentissage chez lui, pourquoi ne deviendrait-il pas plus tard gros marchand lui aussi : le propriétaire du château voisin a commencé comme ça, et il est millionnaire.

Mari, regardez votre femme entre les deux yeux, et assurez-vous bien que c'est la mère de vos enfants qui vous parle. Vous reconnaîtrez, je n'en doute pas, dans l'ensemble de sa physionomie, *quelque chose de diabolique*. Alors, bouchez-vous les oreilles et laissez-la parler.

Vos fils, marchands à la ville! Mais, mon Dieu! vous n'y pensez pas! Si votre vieux père vivait encore, il prendrait ses lunettes et vous ferait voir l'inconvénient de votre projet. *Si les campagnards se font marchands, les citadins se feront-ils laboureurs?* Rappelez-vous donc le proverbe: A chacun son métier, et les vaches seront bien gardées.

En envoyant vos fils à la ville pour en faire des négociants, vous vous êtes privés de leurs bras; vous avez assumé, dans l'avenir, sur vos têtes, leur ingratitude et leurs dédains; vous avez appauvri l'agriculture; vous avez ruiné le commerce en faisant concurrence aux citadins; vous avez compromis l'avenir de vos enfants, l'existence des travailleurs; vous avez porté un coup mortel à l'industrie nationale. *En faisant de vos fils des avocassiers ou des universitaires, vous avez amené le chaos social*, la corruption des mœurs, le servilisme des fonctionnaires, la ruine des finances.

Homme, comme autrefois dans l'Eden, Dieu t'appelle et te demande compte de ta conduite. Répondras-tu comme *Adam* : c'est ma femme qui m'a trompé ; elle m'a présenté le fruit de l'orgueil et j'en ai mangé. Ta femme répondra-t-elle comme *Ève* : c'est le serpent qui m'a trompé. Mais ce *serpent*, quel est-il ? C'est l'ignorance et la fiction aux mains de l'intrigue, c'est l'extrême centralisation ; c'est un budget écrasant qui se fond dans les mains d'oisifs et d'intrigants.

Les 5/6 des fonctionnaires publics sont inutiles, qu'on les congédie. Ceux d'entre eux qui sont capables viendront naturellement se fixer dans nos communes. Le meilleur moyen de civiliser promptement les communes, et, par conséquent, toute la nation, c'est de ne pas concentrer presque forcément, par l'appât d'un intérêt pécuniaire, sur un petit nombre de points, des hommes de talent, dont la localité qui les a vu naître réclame, avant tout, leurs services. Si ces compatriotes ne sont pas désintéressés, leur commune saura les payer.

Tous les chefs de bureaux; tous les employés administratifs intelligents, dont le mérite fait, il faut bien le dire, toute la valeur de la plupart de nos administrateurs modernes, trouveront dans nos communes des places et plus indépendantes et plus honorifiques. L'extrême centralisation est un crime de lèse-humanité, une véritable tyrannie, car elle cache la lumière sous le boisseau, relativement au gros de la nation.

La force armée et la corporation des judicaturiers avaient été organisées par la tyrannie, de manière à en devenir les suppôts.

La force armée était son bras droit, la judicature son bras gauche, et c'est avec ces deux bras raccourcis et les poings fermés qu'elle frappait sur le bon peuple. Il faut que tout cela change; il ne faut plus que vos fils et nos frères soient des esclaves et nos persécuteurs; qu'avec la tyrannie disparaissent tous les modes d'oppression; *avec la chute de Louis-Philippe doivent s'effacer de notre armée ces pouvoirs des chefs non proclamés par élection*. De nos tribunaux doivent disparaître l'arbitraire et le monopole, qui fait, de tout un département, la curée de 30 ou 35 individus en robe noire, blanche ou rouge. *Hommes d'arrêts, de grimoires et de requêtes*, de quel droit levez-vous un impôt sur notre *sottise*.

C'est le servilisme des fonctionnaires qui a perdu le gouvernement constitutionnel. Mais aujourd'hui que les fonctionnaires publics ne sont plus les hommes d'un ministre, mais les serviteurs de la majorité qui fait loi, nous n'avons rien à craindre de leur servilisme. Ils doivent tous être élus et jugés par leurs administrés; *seulement, pour les fonctions scientifiques, l'élection sera précédée d'un concours où les candidats seront proclamés capables par leurs collègues en science*. Le fonctionnaire ne prêtera plus de serment; il acceptera seulement l'emploi par cette simple formule adressée aux électeurs et enregistrée en tête du journal de ses actes administratifs : *J'accepte la fonction à laquelle vos suffrages m'ont désigné; je déclare suffisamment connaître les obligations qu'elle m'impose.*

Ce qui perdra la République, ce qui l'a déjà perdue, c'est l'idolâtrie de tous pour un seul, la flatterie du peuple pour des hommes supérieurs par leur mérite.

Flatter un citoyen, l'idolâtrer, c'est reconnaître en lui seul des sentiments dont on se juge incapable; c'est grandir l'individualité de cet homme dans la proportion qu'on ravalle la sienne; c'est à bien prendre, s'abdiquer à son profit et lui crier : nous ne sommes plus dignes d'être libres, châtiez-nous, traitez-nous en esclaves, vous en avez le droit; nous vous reconnaissons pour maître.

CRISE FINANCIÈRE.

Tout esprit sensé ne doit voir aujourd'hui dans nos sociétés modernes que deux éléments, dont les rapports, s'ils sont établis selon les préceptes de l'équité et de la justice, constitueront la première assise d'une société durable; ces éléments, ce sont : d'une part, l'argent du riche plus ou moins oisif; d'autre part, les bras du travailleur plus ou moins habile. Que celui qui a du bon sens et qui veut du bien à ses semblables, ne quitte ce point de vue social, qu'après avoir résolu les questions qui s'y rattachent.

L'argent est le stimulus du travail; la vie matérielle est alimentée par la circulation du numéraire. Bien que dans nos sociétés actuelles le pacte social que l'on subit soit une souveraine injustice et une amère fiction, bien qu'une certaine classe (la bourgeoisie aristocrate) ait eu en son pouvoir des priviléges qui sont de criants abus, priviléges que lui a octroyé l'influence de son argent sur des gouvernants corrompus, tandis que, par suite, les autres classes sont sous le poids d'un révoltant monopole. Cependant lorsque le numéraire circule rapidement, quoiqu'on ne soit pas bien, tant s'en faut, du moins la positon est-elle supportable. Les causes de discordes et de dissensions sont paralysées, et l'on prend patience dans l'espoir que les abus disparaîtront bientôt. Eh! pourquoi cesserions-nous d'espérer, aujourd'hui que notre gouvernement provisoire déclare nous apporter la république, qu'il sent, dit-il, tressaillir dans ses entrailles, laquelle, si elle naît viable, fera le bonheur de la France.

Mais qu'à ces cris de tout un peuple, à bas les priviléges, naisse la liberté, la circulation monétaire vienne à se ralentir, par suite de la panique qui glace le bourgeois aristocrate, c'est-à-dire l'homme-argent, l'équilibre anormal qui maintenait forcément unies des classes de la société dont les positions respectives, sous certains points de vue, sont incompatibles avec la dignité humaine, cet équilibre se détruit, le chaos lui succède, et la classe la plus exploitée qui a longtemps souffert crie vengeance; la classe exploitante, la bourgeoisie se recrie, ne comprenant pas qu'aujourd'hui on ne veuille plus d'un usage qui a, dit-elle, la consécration des générations passées, ordre de choses qu'on trouvait fort bien bon hier encore. Puis elle cache ou exporte les écus, et la société va de mal en pis.

L'argent est une semence, les bras de l'ouvrier sont une terre fertile qui produit chaque année, si on l'ensemence et si on la soigne convenablement, des produits divers qui font la richesse de la nation.

Dites-moi? Que deviendrait la société si à l'époque des couvrailles le laboureur disait : je n'ai plus confiance dans la terre; le grain que j'y semerais pourirait sans germer, ou ce n'est pas pour moi que se ferait la moisson; je conserve donc intacte ma récolte de l'année qui est magnifique, et moi et ma famille nous vivrons dessus tant qu'elle durera; des temps meilleurs viendront peut-être d'ici-là et alors nous aviserons à mieux.

Si tous les laboureurs agissaient ainsi, les 3/4 de la population mourraient de faim dans l'année, et l'égoïste laboureur, en admettant par impossible qu'on le laissât jouir de son infâme calcul, après avoir épuisé sa récolte, d'autant plus dénué qu'il aurait vécu dans une plus grande abondance, succomberait lui aussi à d'horribles souffrances, que le remords viendrait enlaidir encore.

Riches bourgeois, vous allez plus loin, car vous dites : avec de l'argent, en France ou à l'étranger je trouverai toujours de quoi vivre, et de l'argent j'en ai beaucoup. Mais ne savez-vous pas que plus vous cacherez votre argent et plus ainsi vous ralentirez la circulation du numéraire, plus aussi vous paralyserez l'industrie et le commerce et qu'alors force vous sera de vous priver de mille objets utiles.

Autres considérations : votre aisance vous rendra suspects; lorsque ses entrailles crient la faim, l'ouvrier n'a plus d'oreilles. L'homme est un animal raisonnable, il est vrai, mais lorsque les besoins matériels non satisfaits mettent son existence en péril, sa raison est paralysée, et l'homme n'est plus alors qu'un animal féroce, et des plus féroces.

N'ayez plus en vous-même cette arrière-pensée : avec mes écus je passerai à l'étranger. Qu'iriez-vous y faire? la tempête révolutionnaire y est encore plus violente. Croyez-moi, restez en France. Ayez le courage des lâches qui avancent résolument et se sacrifient quand ils ne peuvent plus reculer. Nous ne désespérons pas de vous, car nous savons que nul n'est plus désintéressé qu'un poltron qui se surprend à rire de sa peur.

Votre argent ne produit qu'alors qu'il circule ; et il produit d'autant plus qu'en un temps donné il passe en plus de mains.

Ouvrez donc les yeux, aveugles bourgeois, votre argent n'est pas en sûreté dans vos cachettes. De plus, il vous compromet, car il est facile de lire sur vos figures quels sont ceux d'entre vous qui ont de l'argent caché chez eux.

Prenez garde que si l'argent ne va pas au-devant du travail, le travailleur n'aille au-devant de l'argent.

Mais, après tout, cet argent est-il à vous?

Non ! c'est une propriété nationale. La richesse seule qu'il représente vous appartient : l'État, en le mettant sous le balancier lui a donné une forme nouvelle, cet argent est devenu monnaie. Le cachet qu'il porte équivaut à cette inscription : Je suis façonné pour la circulation et l'échange des valeurs. Citoyen, si tu me reçois en échange de ta richesse, souviens-toi que tu contractes l'obligation de me rendre à la circulation, en m'échangeant contre une portion de richesse dont je ne suis que le signe; si tu manquais à cet engagement, tu te constituerais perturbateur de l'ordre public, *voleur sur la grande voie de la circulation monétaire* et si ton crime était prouvé, on pourrait, suivant la gravité des circonstances, t'appliquer toute la rigueur de l'article 383, *code pénal*.

Mais, diront les légistes : l'argent monnayé ne porte point une telle inscription.

D'accord, légistes, et c'est probablement aussi parce que l'homme nègre et l'homme blanc ne portent pas écrit sur leur front, en italique ou en caractères romains : ceci est un homme. Dieu l'a créé libre; tu ne porteras pas atteinte à sa liberté, que vous admettez et réglez par des lois l'esclavage des colonies et l'esclavage, non moins réel, des sujets soumis aux rois européens, quel que soit le titre qu'ils se donnent.

L'*Etat* a donc non-seulement de justes motifs pour poursuivre, mais encore le droit de déposséder tout citoyen qui, pendant un temps assez long pour que le public en souffre, soustrait une importante quantité de numéraire à la circulation et à l'échange des valeurs.

La nation, mais la nation réellement représentée, a le droit pour cause d'utilité publique, d'exiger des citoyens, la remise de leur numéraire superflu dans la caisse de l'*Etat*, en échange de garanties ou nantissements sérieux.

Je crois justes les opinions que je viens d'émettre sur la nécessité de la libre circulation monétaire et le droit qu'a la la nation de la maintenir telle.

Bien des personnes penseront autrement, mais n'importe ; car, pour que le cas précité se présente, pour qu'on ait à sévir contre des personnes qui cacheraient l'argent dans le but d'entraver la marche d'une nation, il faudrait un complot anti-national, il faudrait que le chef du gouvernement d'une nation voisine et jalouse trouvât quelques douzaines de Rotschild pour complices.

Mais ce n'est pas aujourd'hui le cas : ceux qui cachent leur argent le font dans un but tout personnel ; ils craignent de perdre leurs finances, et comme sans argent ils ne se sentent plus bons à rien, ils ont peur de mourir de faim : cela est naturel.

La principale cause de la crise financière est le manque de confiance ; quelque minime que soit la quantité de numéraire, on en a toujours assez ; le crédit facilite les échanges et supplée à la monnaie. Le mal est qu'on veut à toute force gouverner des hommes libres : *Comme par le passé, on va contre le vœu de la nature et on les démoralise.*

Si les riches refusaient leur argent dans un but de patriotisme, comme autrefois les Américains refusèrent d'ouvrir leurs ports aux Anglais, se privant ainsi des douceurs de la vie pour l'indépendance qu'on ne reconquiert sur les usurpateurs que par les plus grands sacrifices, oh ! alors, ces citoyens mériteraient qu'on leur élevât des statues après leur mort, bien entendu, *car nous ne devons louer personne de son vivant.*

C'est par lâcheté que les riches en agissent ainsi : ils ont le droit d'être libres : ils auraient dû, dans le département et les communes, se constituer en administrations provisoires, au lieu de se laisser mener en laisse par la commune de Paris. Mais pour user de ce droit, il eût fallu prendre un point d'appui en soi-même et se montrer énergiques. Ils s'en sont bien gardés ; aussi sont-ils esclaves de qui veut les gouverner.

Je proposais de créer, sous la garantie de l'Europe républicaine, une compagnie en commandite pour l'enrôlement des hommes qui trouvent que la liberté est un fardeau, et qui, semblables aux compagnons d'Ulysse, croient qu'il est bien plus doux de boire, manger et dormir, sans se préoccuper de la raison et de la morale, *tout en se proclamant les plus raisonnables et les plus moraux des hommes que jamais la terre ait portés.*

Dans une île, dite l'*Ile des Rois*, ils formeraient un bon peuple, gouverné par Louis-Philippe, Guizot et Metternich. Je me repose sur l'expérience de ces hommes pour donner à leurs sujets le bonheur *dont se contentent les hommes qui renoncent à leur liberté.* Pour notre part, nous leur enverrions notre contingent de gouvernants : d'abord, pour commencer, Ledru-Rollin et Cie, puis ensuite tous ceux qui, en France, manifesteraient la moindre propension à gouverner leurs frères.

LE COMMUNALISME.

Avant de nous quitter, citoyens lecteurs, un mot sur la propriété.

Qu'est-ce que la propriété?

1° C'est ce que nous apportons en naissant.

2° Ce que par le travail nous créons nous-mêmes.

3° Ce que nous transmettent d'autres hommes.

Qu'est-ce que nous apportons en naissant?

Notre liberté qui constitue l'individualité humaine.

Qu'est-ce que nous créons nous-mêmes par le travail?

Créons-nous la matière? Non, nous ne pouvons lui donner par le travail qu'une plus value qui constitue notre richesse. La matière n'est donc pas une propriété individuelle.

A qui appartient donc la matière? A tous les hommes personnifiés séparément par chaque nation et dans la nation par chaque commune.

La commune, c'est l'État, car la circonscription communale est une limite que se voit matériellement tracée l'activité humaine. Circonscription dans laquelle les habitants par leur présence sont naturellement appelés à user de la matière y contenue, et à lui faire rapporter le plus possible de richesses, auquel titre le reste de la nation n'a rien à objecter et n'a le droit que de dresser le compte statistique de cette commune, c'est-à-dire supputer la superficie du sol, les gissements de minéraux, le nombre des habitants, et lui réclamer, s'il y a lieu, un dividende dans la rente de la matière qu'elle détient entre mains, ayant toute qualité pour en agir ainsi.

Riches et légistes, méditez bien l'article 570 de votre code civil.

« Si un artisan ou une personne quelconque a employé une matière qui ne lui appartenait pas, à former une chose d'une nouvelle espèce, soit que la matière puisse ou non reprendre sa première forme, celui qui en était le propriétaire a le droit de réclamer la chose qui en a été formée, en remboursant le prix de main-d'œuvre. »

Donc la nation, et dans la nation, la commune a, dans certains cas, le droit de dire à tout détenteur d'un domaine, etc., etc., votre domaine vaut tant, la matière première qui en fait la base m'appartient; je prends votre domaine et je vous fais une rente de tant, viagère ou perpétuelle à votre choix; transmissible ou non.

Quant aux successions et aux cessions on ne peut transmettre que la richesse, et la richesse ne peut s'abstraire de la matière.

Je sais que vous m'objecteriez l'art. 571 : « Si cependant la main d'œuvre était tellement importante qu'elle surpassât de beaucoup la valeur de la matière employée, l'ouvrier ou ses héritiers auraient le droit de retenir la chose travaillée, en remboursant le prix de la matière au propriétaire. » Et vous ajouterez que de plus, ce prix, les propriétaires l'ont depuis longtemps, pour la première fois, remboursé à la nation.

A cela je répondrai que la nation, ce n'est pas seulement la génération présente, mais encore les générations passées et futures, et qu'une génération présente n'a pas, et que les générations passées n'ont jamais eu ce droit d'aliéner la propriété des générations futures.

Dites plutôt que chaque année le propriétaire, sous forme d'impôt, paye ou devrait payer la rente de la matière qui sert de corps à sa richesse.

Il reste néanmoins démontré que la nation, et dans la nation, la commune a le droit de réclamer la matière d'une propriété inculte ou mal cultivée. D'autre part, personne ne niera que la nation, et dans la nation, la commune n'ait le droit de s'en emparer pour cause d'utilité publique, en remboursant, toutefois, au détenteur la valeur de la richesse. . . . .

Ce n'est pas le communisme que je prêche, c'est le communalisme qui consiste à reconnaître que la commune est une unité sociale, une individualité locale ; à lui laisser prendre pour raison de commerce son nom de commune et à ne la plus faire figurer dans la nation que comme individu : lui laissant la liberté qui résulte du droit d'association, d'harmonier elle-même les volontés de ses membres. . . . . .

S'il est juste que la commune protége au dehors et respecte au dedans les familles privées, est-il donc moins juste que la nation respecte au dedans les communes, ces familles publiques, qu'elle a mission de protéger au dehors. . . . .

Il y a pour chaque homme un drame privé qui se joue dans l'individualité et dans la famille; il doit y avoir pour chaque homme un drame public, et il doit se jouer dans l'individualité locale (la commune), dans le département, dans la nation, et pour ceux que les circonstances y appellent, jusque sur la scène du monde. Tous les acteurs sont égaux, et le mérite consiste dans la manière dont le rôle est exécuté. Que tout homme soit rendu à lui-même; que le bourgeois reconnaisse sa nullité; (*mens agitet molem*); que l'esprit vivifie la matière : avec le droit est la vérité, et avec la vérité se trouve le bonheur.

Puisque la matière première appartient à la nation, par indivis avec la commune, et la richesse aux travailleurs, à leurs héritiers, à leurs cessionnaires, le loyer de la matière doit être la base de l'impôt.

Dans une société, plus il y a de membres, plus il y a de besoins; plus il y a de besoins, plus il y a concurrence pour les satisfaire; plus il y a concurrence, plus élevés sont les loyers de la matière première; plus les loyers de la matière sont élevés, plus est grand le revenu d'un État.

Ni la nation, ni la commune n'ont le droit d'aliéner la propriété de la matière première : elles en perçoivent le prix du loyer, et tous leurs efforts doivent tendre à en rendre le taux le plus élevé possible, en usant du droit qu'elles ont de réclamer leur chose à qui la cultive mal, pour la remettre en des mains qui la cultiveront mieux.

La matière servant de corps à la richesse; comment seront dressés, d'une part, pour la commune, les titres de sa propriété sur la matière dont elle doit rendre un compte à la nation; et d'autre part, les titres de la richesse pour les propriétaires qui sont forcément les détenteurs de la matière?

Le possesseur d'une somme d'argent trouve à la louer au moins 5 p. 0/0; s'il l'échange contre un fond de terre, ce fond, il ne trouve plus à le louer que 3 p. 0/0 au plus : c'est donc, au moins, un impôt de 2 p. 0/0 que paye le propriétaire foncier, impôt auquel n'est pas soumis le capitaliste. Est-il possible de remédier à cette révoltante injustice?

Oui! cela est possible et très-facile: L'organisation communale donne un moyen, fournit un remède.

La France sera heureuse lorsque sérieusement on voudra faire des réformes partout où le besoin s'en fait sentir; dans l'administration, la justice et l'enseignement.

CODE ADMINISTRATIF.

J'use de mon droit d'homme libre pour proposer des réformes à nos divers codes.

Chaque famille publique, prenant pour raison sociale son nom de commune, s'administrera elle-même.

Il sera élu dans chaque commune, pour exercer cette administration, au moins 12 électeurs communaux, plus un président élu par les 12. Ces administrateurs communaux s'organiseront en diverses commissions : L'une pour la rédaction des actes civils ou particuliers; une autre pour les finances et la banque communale; une autre pour la justice; une autre pour l'enseignement public: Un prêtre chrétien agréé par la commune, sera chargé du culte et fera partie du conseil.

Les administrateurs que leur fortune ne mettrait pas au-dessus du besoin recevront un jeton de présence pour chaque séance ordinaire et rien pour les séances extraordinaires.

Si les administrateurs, qui, par le fait, dans leurs communes, remplaceront maires, notaires, juges, percepteurs et huissiers, ne se sentaient pas la capacité ou le temps nécessaire pour expédier la faible besogne qui leur sera confiée, ils seraient autorisés à prendre, aux frais de la commune, des expéditionnaires intelligents qui, tout en instruisant leurs chefs, couteraient beaucoup moins aux communes et seraient plus bienveillants pour les administrés que tous les fonctionnaires publics et les bureaucrates inhumains de l'ancien ordre de choses.

Au chef-lieu du département il sera créé un bureau des archives départementales.

Au chef-lieu de la nation, à part quelques sténographes et quelques secrétaires pour le service de la Chambre, l'administration nationale, cette effrayante centralisation d'autrefois, sera tout aussi simple que l'administration départementale, *si certains hommes ne se figurent pas toujours voir leur ruine privée dans le bonheur public.*

Les membres de la chambre, ces appréciateurs jurés de la volonté générale, dont les décisions seront sanctionnées non plus par une chambre des pairs, mais par les assemblées départementales elles-mêmes, *recevront tous le même traitement*, quelque soit la nature des fonctions qui leur seront dévolues. Ils organiseront dans leur sein diverses commissions appelées ministères, l'un des membres sera élu président de la commission ou ministre, les autres composeront son conseil. Il sera formé deux commissions, l'une pour l'extérieur, comprenant comme sous divisions, la guerre, la marine, les notes diplomatiques; l'autre pour l'intérieur, subdivisée en deux sections, l'une pour le service de la Chambre, l'autre pour les communications avec les départements.

La Chambre, avant de clore une session, nommera un maire de la République, pour en son absence présider à la régénération sociale, il sera assisté gratuitement par les députés présents à Paris.

Sur la demande de la majorité des départements, la Chambre des députés sera convoquée dans le plus bref délai.

De plus, la hiérarchie religieuse sera basée sur le mode électif, et chaque année un certain nombre d'évêques seront députés au concile universel qui aura lieu à Rome. Le pape sera le président à vie de l'administration religieuse. Toutes les religions admises par la majorité des Européens ont pour base l'évangile diversement interprété, *nous espérons donc que bientôt la vraie lumière évangélique rayonnera sur l'Europe.*

CODE JUDICIAIRE.

Toute faute est une erreur, dont souffre réellement le plus celui qui la commet.

Tout crime est un abus de la liberté, alors que sentant qu'on a perdu de vue la vérité on poursuit sa marche au lieu de s'arrêter.

En regard de cet axiome politique : si tu veux la paix soit prêt à la guerre, il y a cet axiome moral : sans énergie pas de bonheur. Le bonheur est ce besoin vague que l'on sent toujours, et d'autant plus, qu'on est plus éclairé ; de notre part, la tendance irrésistible vers ce but unique, est ce droit que l'on nomme liberté et dont l'usage s'appelle énergie. Sans énergie pas de bonheur, sans intelligence pas de liberté : L'intelligence est la culture de l'entendement sous la salutaire activité de l'*intellect*; la science n'est autre chose que la connaissance de soi-même.

Nos lois sur les crimes substituent le témoignage de certains hommes à la spontanéité de la conscience humaine; elles sont une atteinte à la liberté. Le code pénal, est le tarif du crime. Il atteint seulement l'homme ignorant et ingénu ; car le fripon et l'homme rusé savent s'en affranchir. Bientôt les populations s'habituent à ne plus voir dans les condamnés que des gens qui n'ayant pu par la ruse et l'audace solder à la société le profit matériel qu'ils ont, à son détriment, retiré de leur conduite, le soldent par la prison et par les amendes : c'est le barême de la profession de criminel; l'injustice y est proclamée un droit, dont on acquitte la patente suivant un tarif, si toutefois on n'est pas assez habile pour en frustrer le fisc : c'est encore bien pis que tout cela ; car c'est la flétrissure de la misère et de la vertu malheureuse.

— Ciel! dans quel état le despotisme a mis l'humanité! Quoi! légistes et rois de toutes espèces, vous sévissez contre le malheureux parce qu'il est malheureux, vous punissez l'ignorant parce qu'il est ignorant. Insensés! il fallait comprendre nos véritables intérêts, et laisser à l'homme sa liberté ; si vous l'eussiez fait, il y a longtemps que l'homme, au lieu d'être devenu de plus en plus ignorant, eût cessé de l'être. L'homme n'est pas une machine, pour qu'on puisse ordonner et coordonner sa puissance indépendante. Quoi donc! y aura-t-il toujours sur la terre des hommes possédés de la furieuse manie de gouverner leurs frères.

Insensés! les masses que vous déclarez ignorantes, elles du moins, ne se méconnaissent point; elles sentent leur ignorance, et de temps à autre l'humanité relève la tête et secoue les chaînes que vous lui forgez. Quoi l'Être Suprême, le Créateur de toutes choses, ne veut pas gouverner les hommes; il a envoyé sur la terre son fils unique, qui ne s'est pas proclamé l'égal, mais le serviteur de ses frères. Et vous, *pygmées orgueilleux*, vous vous attribuez sur les hommes un pouvoir que Dieu lui-même ne se reconnaît pas.

La société a mission de protéger le faible, d'exiger la réparation des intérêts de ses membres, lorsqu'ils sont lésés; elle a le droit de poursuivre la réhabilitation de la dignité humaine dans tout individu qui la dégrade ; elle doit réhabiliter le coupable à ses propres yeux. Que pour remplir cette grave mission et exercer ce droit souverain, les membres de la commission judiciaire prennent conseil de leurs frères, quils mettent en œuvre les moyens jugés les plus convenables, l'isolement, les bons soins, la conversation des personnes réellement philanthropes.

Que l'Évangile, ce code que J.-C. est venu proposer à ses frères, soit lu et relu, commenté et appliqué par nos administrateurs.

Nous émettons en outre les vœux suivants :

Que l'accusé comparaisse dans la commune théâtre du crime — dans celle où est situé l'objet en litige ; qu'il soit jugé par ses pairs — par les arbitres-jurés non récusés par les parties ; que l'accusé et l'accusateur n'aient rien à payer à personne pour frais, honoraires ou gratifications ; que l'accusé n'ait d'autre avocat que lui-même et ses témoins.

Qu'au chef-lieu du département il soit formé aux frais du département, et par concours et élection, un conseil d'avocats consultants. Les tribunaux des communes en consulteront les membres, pourront en appeler, pour les éclairer, quelques-uns dans leur sein, mais sans frais pour les parties.

CODE D'ENSEIGNEMENT PUBLIC.

C'est une dette sacrée pour l'État que de fournir à chaque citoyen les moyens de donner à son caractère une forte trempe d'intelligence, de patriotisme, d'énergie et de sang froid. Que cette dette soit successivement payée par la commune, le département, la nation: Toutefois les frais d'entretien, nourriture et vêtements resteront à la charge des parents. Pour subvenir aux besoins des jeunes gens d'une même commune, un budget sera dressé et chaque père imposé selon son revenu. Tous les élèves seront vêtus et traités d'après le principe de l'égalité et de fraternité humaine. L'ignorance du pauvre est un plus grand malheur pour le riche que pour le pauvre lui-même, il est donc de toute justice qu'il débourse davantage que celui qui retire un plus grand profit de l'association.

L'enfant jusqu'à 7 ans sera élevé dans sa commune, sous l'œil de sa mère; son école sera une véritable salle d'asile.

De 7 à 14 ans, c'est aux frais du département que l'instruction sera donnée. La discipline militaire y sera mise en pratique, combinée avec l'enseignement mutuel et l'élection des guides.

De 14 à 21, c'est la nation qui se chargera de cette instruction et éducation tout ensemble. La jeunesse ne sera plus livrée à elle-même et laissée à l'état de vagabondage; elle sera encasernée, mais non privée du grand air, et sa vie intérieure deviendra une image, un apprentissage de sa vie sociale future.

De 21 à 26 ans, tout citoyen valide sera militaire, et, tout en servant la patrie, il continuera son éducation physique, intellectuelle et morale.

De 26 à 55 tout citoyen sera incorporé dans la garde civique. A partir de 26 ans il sera libre de circuler en France et même à l'étranger, et jouira de la plénitude de ses droits.

L'instruction comprendra 4 degrés, primaire, secondaire, supérieur et transcendant. Les 2 premiers seront seuls forcément applicables à tous.

Les professeurs de nos futures facultés emploieront dans leur cours la forme usitée par les Grecs et par les Allemands. La moitié de chaque séance sera consacrée à la discussion entre le professeur et les élèves; cette discussion sera organisée suivant un règlement, et alors, les salles de nos facultés deviendront des clubs d'émancipation intellectuelle.

L'enseignement perdra son caractère universitaire et jésuitique, tant pour la forme que pour le fond. L'université entrave le développement de l'intelligence, et l'esprit jésuitique l'accable sous des études inutiles à la vie sociale. Études qui, cependant, ne devront pas être abandonnées, parce que nul n'a le droit de restreindre le domaine de l'intelligence humaine, mais qui deviendront des spécialités et constitueront le quatrième degré d'enseignement, qui sera facultatif.

Tout l'enseignement repose sur une base qui, en partie toute de convention, constitue le matériel du langage. Ce matériel, chez nous, est à la fois trop et pas assez étudié. Trop, parce qu'on en fait une spécialité de la mémoire et non une affaire d'imitation, comme dès l'enfance nous le prescrit la nature. Pas assez, parce qu'avant qu'elle le possède, la jeunesse est lancée dans les spéculations de la science que, de toute nécessité, à cause de notre vicieux mode d'enseignement, au lieu de cultiver elle absorbe mécaniquement, par cette mémoire artificielle qui fait la gloire de nos lauréats universitaires.

L'éducation est utile pour tous et doit être développée par les relations de la vie commune.

L'instruction dans le 2me et 3me degré comprendra diverses sections : L'agriculture, les arts et métiers, etc., etc. Les jeunes gens seront mis dans les conditions favorables à l'éclosion des vocations, et ces vocations seront libres de se développer.

L'instruction des filles sera aussi successivement à la charge de la commune, du département et de la nation.

Jusqu'à l'âge de 7 ans, les enfants des deux sexes recevront une éducation et instruction communes.

De 7 à 13 ans, l'instruction des jeunes personnes sera à la charge du département.

De 13 à 18 ans, cette dette sera payée par la nation.

L'éducation et l'instruction des filles, surtout dans la classe riche et oisive, leur crée une existence qui se peut peindre en quelques mots :

Jeunesse.... Échaffaudage d'illusions absurdes.

Age mûr... Déceptions, sacrifices, pour plusieurs dévoûments incompris.

Vieillesse... Regrets ridicules, et seulement de la part d'un bien petit nombre de sages conseils donnés à la jeunesse.

Quoi! l'homme aspirera toujours à se tromper, il n'aimera à voir la vérité qu'au travers d'un voile. Quoi! la rhétorique qui s'étudie à donner à la fiction le goût et l'apparence du vrai, comme une lèpre intellectuelle, nous rongera toujours.

La mère a reçu de la nature mission de préserver sa fille des illusions de la jeunesse, de lui faciliter les sacrifices de l'âge mûr, de la prémunir contre les regrets de la vieillesse.

Il est dans la vie des époux un âge qui compte de 42 à 50 ans environ pour la femme. Alors, d'ordinaire, séparés de leurs enfants, les époux sont moins unis que jamais. Du reste, à cette époque, la femme subit une métamorphose; elle *s'hommasse*, disent les médecins. Aussi alors, au sein du foyer domestique, le contrat matrimonial n'a plus momentanément d'objet ; la femme y est déplacée ; elle ne peut plus devenir mère, elle n'est pas encore grand'mère ; sa mission l'appelle ailleurs. Qu'un refuge lui soit ouvert dans les établissements d'instruction ; si elle en a les moyens, qu'elle s'y consacre en entier à l'instruction de sa fille et de ses compagnes ; du moins qu'elle s'y occupe utilement. Là, sa présence est utile, son expérience profitera à la jeunesse et la préservera de funestes illusions. Bientôt, triomphante, elle présentera à son époux, dans toute sa perfection, l'objet de leur tendre amour. Une nouvelle vie renaîtra pour eux ; ils revivront dans leurs enfants ; ils présideront à leur union, à leur bonheur, et mourront contents, après avoir accompli le plus saint des devoirs.

CRÉDIT ET REVENU PUBLICS.

Tout en faisant connaître un nouveau mode de perception de l'impôt, je vais répondre aux deux questions posées plus haut, page 36.

Il sera établi, suivant les besoins de l'administration communale, divers registres, entr'autres, un petit grand-livre de la richesse territoriale de France, lequel tiendra lieu des hypothèques et de l'enregistrement des domaines.

Chaque domaine sera enregistré en partie double sur le petit grand-livre. Cet enregistrement sera subdivisé, 1° en une feuille de droite, contenant le crédit du particulier, et par contre, le débit de la commune; 2° et une feuille de gauche, contenant le débit du particulier, et par contre, le crédit de la commune.

La feuille de droite, munie d'une souche des deux côtés, sera par l'une, détachée du registre, et vaudra titre au particulier pour sa richesse dans le domaine dont il est détenteur. Ce titre exprimera le montant de l'estimation du domaine, matière et richesses comprises; il fera connaître en outre quelle obligation le particulier a contractée envers la commune pour le loyer de la matière première qui sert de corps à sa richesse.

Le montant de l'estimation sera divisé en divers groupes de mille francs, tous inscrits chacun sur une feuille séparée, nommée talon, tous transmissibles, sauf le dernier, qui est un talon supplémentaire, servant à garantir les dégradations du domaine.

Avant d'être délivrés au particulier, les talons seront, par leur extrémité gauche, tous ensemble placés sous la souche droite du titre, et un même coup de ciseau y pratiquera une découpure semblable. Ces talons porteront le numéro du titre, et un numéro d'ordre qui les distinguera entre eux. Leur souche commune relatera tout cela, de même que la souche du titre relatera le numéro de ce titre, le montant de l'estimation du domaine, le numéro du plan cadastral, le nombre, la quotité et le numéro des talons, etc.

Chaque feuille de talon, sauf la feuille supplémentaire, contiendra 10 coupons d'intérêt au maximun de 4 p. 0/0 payables un chaque année par la commune, le 31 décembre, et prescriptible au bout de cinq ans. Ce coupon pourra se détacher dès le 1er janvier, et faire fonction de monnaie, aussitôt que le porteur l'aura fait frapper du timbre de franchise, en payant l'impôt supplémentaire voté par la commune, suivant l'augmentation des loyers de la matière qui sont toujours proportionnels à ses besoins.

La feuille de gauche, contre-partie de la feuille de droite, est le titre de la commune, il fait connaître le montant du domaine, également subdivisé en un même nombre de groupes de mille francs, plus un groupe supplémentaire. Il contient l'obligation consentie par le particulier, de payer au 1er décembre un minimun de 5 p. 0/0 pour chaque coupon qu'on en détachera à cette époque, et un minimum de 1 p. 0/0, seulement pour le coupon supplémentaire. Ces coupons seront payés au chef-lieu de la commune, et l'on recevra en payement les coupons 4 p. 0/0 détachés.

Le particulier s'engage en outre à maintenir en bon état de culture le domaine qu'il a entre mains, à prendre tous ouvriers qu'il jugera convenable, mais en se conformant au vœu de la nation qui protége l'ouvrier, et le conjure de ne travailler comme simple mercenaire qu'à l'égard du consommateur direct, et de réclamer les droits d'un associé à tout entrepreneur, soit agricole, soit industriel qui l'emploiera.

Les personnes qui connaissent les rentes de Naples, comprendront parfaitement ce mécanisme de Souche, titres, talons et coupons.

Je crois inutile pour le moment d'insister longtemps sur les avantages de ce mode d'enregistrement. La propriété sera dégrevée, le capitaliste imposé. Tous ces talons, vu leur parfaite sécurité, outre leur valeur intrinsèque, étant encore garantis par la commune et par la nation, seront très-recherchés et cotés même avec prime. Le détenteur d'un domaine s'enrichira en échangeant ses *talons* contre argent, au lieu de se ruiner comme autrefois, en empruntant pour faire valoir.

Il pourra vendre son titre, qui assurera au propriétaire la jouissance du domaine dont il est détenteur, sauf, en outre l'impôt industriel à solder à l'État, le salaire et les dividendes à payer aux travailleurs ses associés, selon son acte de société avec eux.

Les feuilles de talons seront renouvelées tous les 10 ans et les domaines réestimés tous les 30 ans par la commune. Cette estimation sera discutée et acceptée par les administrations départementales et nationales.

Nul domaine ne pourra être partagé ou divisé sans le consentement de la commune : il sera si facile d'acheter ou de vendre certains domaines, vu que leur détenteur, ayant eu intérêt à échanger ses coupons de rente, n'aura plus entre mains que son titre et son talon supplémentaire qui auront rarement une très-grande valeur.

Si le détenteur d'un domaine devenait insolvable ou laissait dépérir l'immeuble, le dégradait d'une manière ruineuse, n'en tirait pas tout le parti possible, on le contraindrait à vendre à une autre personne.

Indépendamment de l'impôt foncier et de l'impôt industriel, la nation a le droit d'établir un impôt sur le luxe, il doit être une véritable prohibition contre l'appauvrissement d'un État : car toute dépense de luxe ne produisant rien, est une perte réelle. Qu'il n'y ait d'autre luxe que le luxe national ; celui-là est d'une grande importance, physique, morale et intellectuelle ; que les marchandises de luxe soient progressivement imposées au moment de leur production et au moment de leur vente, suivant qu'elles seront de moins en moins de première nécessité ; que les douanes soient conservées aux frontières, avec un tarif progressivement décroissant, jusqu'à ce qu'on ait trouvé un meilleur moyen de protéger l'industrie nationale, ou plutôt qu'elle se soit mise à même de ne plus imposer de sacrifices aux consommateurs.

Les communes ont tout intérêt à fournir à la nation la statistique de leurs besoins agricoles et industriels, et à recevoir des conseils sur l'importance des usines à fonder, des plantations et des cultures à propager.

ORGANISATION DU TRAVAIL.

Le travail est le produit du temps sous l'action du talent. Il est donc, pour des temps égaux, proportionnel au talent.

L'homme ne naît pas l'esclave de son semblable, mais il en naît l'associé ; la matière première appartenant par indivis à tous les hommes.

Dans toute entreprise industrielle, il faut l'union du capital argent (qui n'est autre qu'un travail accumulé, un levain de production) et du capital travail.

L'intérêt du capital argent est fixé au maximum de 5 p. 0/0 ; la rente du capital travail pourrait, pour chaque jour de travail, être établie aux prix maximum et suivant les catégories ci-après :

Ouvriers.	Un enfant,	de 25 à 75 cent.
	Une femme,	1 fr.
	Un homme,	2
Patrons,		3
Contre-maîtres,		5
Directeurs,		10

Les ouvriers éliraient leurs patrons, les patrons, leurs contre-maîtres, les contre-maîtres, leur directeur. Les principaux actionnaires formeraient un conseil d'administration.

Après les salaires, l'impôt et les intérêts payés, il reste d'ordinaire un bénéfice. Ce bénéfice serait réparti de la manière suivante : 2/5 pour le fond de réserve, 3/5 à partager aux capitalistes et les travailleurs au prorata ; les premiers, du montant de leurs intérêts, les deuxièmes, au prorata des salaires qu'ils auraient perçus ; de façon qu'un homme, simple ouvrier, qui travaille 300 jours et à reçu 600 fr. de salaire, aura à prélever sur les bénéfices autant qu'un capitaliste qui a pour 12,000 fr. d'actions, et qui a reçu 600 fr. pour intérêt à 5 p. 0/0.

La commune enrégistrerait les actes de société ; elle prendrait connaissance du capital à chaque inventaire, et c'est sur ce capital, qui représente la matière première employée, qu'elle percevrait, comme impôt, un minimum de 1 p. 0/0.

Voilà ce qui se passerait pour les sociétés formées de toutes pièces. Mais comment les choses se passeraient-elles pour les societés agricoles, dans lesquelles le détenteur du domaine en jouit, à la charge de le culti-ver? Comment les choses se passeraient-elles pour les entrepreneurs particuliers qui voudraient prendre des ouvriers?

La nation soutient l'ouvrier, et le conjure de ne rien entreprendre comme simple mercenaire, si ce n'est à légard du consommateur direct.

Que l'agriculteur, que le manufacturier, que le commerçant qui veulent des ouvriers, les associent à leurs profits, ou qu'ils fassent seuls leur besogne.

Les hommes sont frères et égaux ; plus d'esclavage, plus d'exploitation de l'homme par l'homme, plus de gouvernement; mais en échange de tout cela, solidarité, harmonie de volontés et d'actions.

La doctrine que je professe est le meilleur antagonisme de tout ce qu'il peut y avoir de subversif dans les théories de Fourrier et d'Icar.

Vous le voyez, riches bourgeois, tout en ayant l'air de vous vouloir du mal, je vous veux sincèrement du bien. Sur ce :

Salut et fraternité,

ALTHIE.

Un vieux philosophe mélancolique disait : *Gallici aures habent et non audiunt, occulos habent et non vident : qui docent illos vanum faciunt.*

La légèreté du peuple français, toujours proverbiale, montre assez que la boutade du vieux philosophe n'était pas totalement dépourvue de raison.

ENCORE QUELQUES VOEUX !

Je les adresse à nos députés mandataires, rédacteurs de la future constitution, qu'un vote spécial des électeurs adoptera définitivement. *Nous avons choisi les ouvriers, il nous reste à juger leur œuvre.* Si nos députés n'exigeaient pas qu'il en fût ainsi, ils se prêteraient *à un infâme escamotage de la souveraineté du peuple.*

C'est une si douce chose que la liberté. On ne nous laisse, il est vrai, que la liberté de parler et d'écrire ; mais, de grâce, usons-en vite, car ce droit pourrait bientôt nous être, je ne dis pas contesté, mais interdit : il ne faudrait qu'un décret du Gouvernement provisoire.

L'intérêt local ou public et l'intérêt national ou général, qu'on s'efforce de confondre, sont tout aussi distincts que le pouvoir temporel l'est du spirituel. Nous ne sommes pas à bout si, dans les temps modernes, l'humanité doit lutter pour le triomphe de la première vérité, aussi longtemps qu'elle a lutté au moyen-âge pour le triomphe de la deuxième.

Puisque nous sommes réduits à faire des vœux en attendant que les Parisiens nous prouvent que nous sommes heureux, trop heureux qu'ils veuillent bien penser à vider nos bourses, faisons des vœux, rêvons le bonheur ; voyons-le en peinture, *si, pour le voir en réalité, nous ne nous sentons pas l'énergie de le réaliser.*

Que la nation assure ses départements, que les départements assurent leurs communes, non-seulement contre l'incendie et la grêle, mais encore contre la misère, la maladie, les infirmités, *et contre l'anarchie de tout gouvernement.* Il est plus que logique de faire pour le corps au moins autant que pour les immeubles, etc.

Qu'il soit créé un journal, *le Moniteur des com-*

munes, rédigé par des écrivains choisis par nos députés. Les communes, comprenant l'utilité d'une telle entreprise, porteront au débit de leur budget un ou plusieurs abonnements à ce journal.

Un argument ad hominem.

Tout homme a droit de travailler la matière première et d'en faire sortir le pain de chaque jour. Celui qui prétend la posséder seul *contracte la sotte obligation* de nourrir, vêtir, élever tous ceux qu'il frustre de leurs droits et dont il se constitue *le coffre-fort.*

Les *moines d'Espagne* en ont agi ainsi. Après avoir parqué le peuple dans une enceinte formée par les murs de leurs nombreux *monastères*, s'étant emparés du sol et de l'industrie, ils se sont vus contraints de distribuer soir et matin des aliments au peuple, et tous les six mois des vêtements nouveaux.

La chose a duré tant que le peuple espagnol l'a voulu souffrir. *Ces bons moines* se croyaient dignes d'entrer tout droit au ciel, et cependant bon nombre auront trouvé place aux *enfers.* Car, je le demande, n'ont-ils pas rendu leurs frères esclaves? N'ont-ils pas dégradé la dignité humaine? N'ont-ils pas traité tout un peuple comme un troupeau de moutons? *Avec la doctrine du communalisme*, impossible que les communautés religieuses en puissent, par la suite, faire autant chez nous. Ce que je dis du moine, je le dis de *l'aristocrate anglais*, qui aime mieux faire l'aumône que d'associer l'ouvrier à la culture de ses vastes domaines. Est-il donc aveugle, s'il ne voit pas d'une part dans l'action du malheureux qui tend la main, et d'autre part, dans la taxe du pauvre qu'il lui paye à titre d'aumône, la régularisation d'un contrat d'esclavage réciproque.

Que le travailleur sans ouvrage s'adresse donc aux magistrats communaux. Ceux-ci, après avoir examiné sa capacité, le feront entrer dans un atelier où il pourra se rendre utile. S'il n'en peut être ainsi, qu'il soit nourri et vêtu aux frais de la commune. *D'abord* il n'en coûtera pas à la commune plus qu'il n'en coûte aux sociétés anciennes pour la construction et l'entretien de leurs prisons. Ce sont ces hommes que la société, en les repoussant de son sein, place dans le cas de nécessité absolue ; cas où la morale même la plus sévère tolère le meurtre, et permet ce qu'on est convenu d'appeler vol. *En second lieu*, la vertu et non le crime sera pratiqué par la société ; la dignité humaine ne sera plus dégradée. Au lieu d'avilir, non pas seulement le corps, mais l'âme elle-même, comme les sociétés anciennes, que la société moderne tende à des frères des bras de frères !

La société, en condamnant un malheureux, victime de la misère, prononce elle-même sa propre condamnation, et, comme elle est de ce monde, son châtiment est aussi de ce monde.

Citoyens, tous les hommes sont solidaires ; les infortunes physiques, les catastrophes de la fortune et de la nature sont des châtiments que vos *judicaturiers*, vos lois écrites, vos *gouvernants*, leurs crimes abominables, leur imposture et *leurs coupables fictions* ont accumulés sur nos têtes. Quand la mesure est comble, la justice de Dieu nous arrive par la grande voix des éléments ou par la main des victimes.

Prétendus savants, vous ne voyez que les effets des châtiments ; vous méconnaissez celui qui châtie. Ce n'est point une force fatale, mais une force libre et indépendante ; c'est la volonté de Dieu, c'est la divine Providence qui combat pour la liberté des peuples.

UNE INTELLIGENCE ÉMANCIPÉE.

Poitiers. — Imp. de Coignard et Bernard.

LA RÉPONSE D'UN RICHE.

Les riches cachent leur argent; ils ont, dit-on, peur de le perdre. Mais! qui leur garantit qu'ils ne le perdraient pas?

Ce sont de mauvais Français, dites-vous; mais ne savez-vous pas qu'ayant pendant trois jours, pour la première fois de leur vie, entrevu la nation française, ils se sont soudain mis en marche pour mettre leur or au service de la France. Les trois jours écoulés, l'étoile qui les guidait s'est éclipsée, et, plongés dans une nuit sombre, ils ont depuis partout cherché la France. Ne la trouvant nulle part représentée, ils ont rempli leurs coffres ou sont allés chercher la France à l'étranger.

L'homme n'est sans inquiétudes qu'alors qu'il voit le calme sur tout l'horizon qu'il embrasse. La confiance ne se décrète point; chacun l'accorde à celui qu'il en juge le plus digne.

Si c'est la similitude des mœurs et du langage qui constitue la nation, c'est la réalité des intérêts publics ou locaux qui constitue la commune. *Les guides* élus par la première et dans la première ont seuls mission de veiller aux intérêts généraux : ils ont beaucoup à penser. *Les chefs* élus dans la seconde et par la seconde ont seuls mission de veiller aux intérêts publics : ils ont beaucoup à agir. Que la nation protége la commune au dehors et la respecte au dedans, alors le riche n'aura plus peur, et nos écus prendront l'air.

Mais qu'on ne s'aveugle point, c'est un fait incontestable, que depuis longtemps nous vivions sur le crédit, et c'est un grand malheur que les souffrances commerciales et la crise agricole de 1847 aient fait sortir de France et passer à l'étranger la moitié de notre numéraire.

X.

S'ADRESSER AU MÊME LIBRAIRE

POUR LES OUVRAGES SUIVANTS :

1° Considérations utiles au temps présent. . 25 c.

2° Un entretien de village sur les événements de France et les élections générales. 10

3° Conseils aux riches et aux ouvriers. . . 10

4° Appel aux communes de France. . . . Gratis.

5° Clubs de villages. . . . . Épuisés.

A L'ÉTAT DE PROJET.

6° LA PRESSE INDÉPENDANTE, *Journal des Communes de la Vienne.* Tribune ouverte à toutes les opinions, sans autres exigences pour les écrivains que le respect aux bonnes mœurs et aux personnes, et, pour les non abonnés seulement, le remboursement des frais nécessaires à la publication de leurs articles.

On demande un gérant et des rédacteurs adjoints.

7° Un acte d'accusation contre ces hommes qui ont imposé leur dictature à la France.

Pour cette œuvre, les matériaux abondent, mais les collaborateurs manquent, tant les Français ont à se laisser vexer, plumer et flouer plus d'aptitude qu'à désarmer leurs tyrans.

Poitiers. — Imp. de Coignard et Bernard.

www.ingramcontent.com/pod-product-compliance
Ingram Content Group UK Ltd.
Pitfield, Milton Keynes, MK11 3LW, UK
UKHW021011200726
13857UKWH00004B/1389

9 782012 955776